Nerea Díez Ríos
María Paula Ríos de Deus

Percepção do estigma social na saúde mental

Nerea Díez Ríos
María Paula Ríos de Deus

Percepção do estigma social na saúde mental

Um olhar da Terapia Ocupacional

ScienciaScripts

Imprint
Any brand names and product names mentioned in this book are subject to trademark, brand or patent protection and are trademarks or registered trademarks of their respective holders. The use of brand names, product names, common names, trade names, product descriptions etc. even without a particular marking in this work is in no way to be construed to mean that such names may be regarded as unrestricted in respect of trademark and brand protection legislation and could thus be used by anyone.

Cover image: www.ingimage.com

Este livro é uma tradução do original publicado sob ISBN 978-620-3-58438-7.

Publisher:
Sciencia Scripts
is a trademark of
Dodo Books Indian Ocean Ltd., member of the OmniScriptum S.R.L Publishing group
str. A.Russo 15, of. 61, Chisinau-2068, Republic of Moldova Europe
Printed at: see last page
ISBN: 978-620-3-69976-0

Percepção do estigma social na saúde mental. Uma visão da Terapia Ocupacional

Apresentação

Nos últimos anos, têm-se realizado numerosos estudos que têm estado interessados em analisar o estigma social das pessoas com problemas de saúde mental, concluindo que o estigma que envolve esta população não parece ter diminuído, mas sim, em certos contextos, considera-se que aumentou. As pessoas com doenças mentais são um dos grupos mais estigmatizados na nossa sociedade, especialmente aqueles com um diagnóstico de esquizofrenia. A partir da Terapia Ocupacional é importante agir a favor da criação de comunidades inclusivas, trabalhando para eliminar os preconceitos e o estigma que afectam a socialização, inclusão e bem-estar das pessoas com doenças mentais, encorajando-as a desenvolver um projecto de vida de acordo com as suas ocupações significativas.

Tabela de Conteúdos

1. Introdução

A Organização Mundial de Saúde define a saúde como "um estado de completo bem-estar físico, mental e social e não apenas a ausência de doença ou enfermidade", enfatizando a dimensão positiva da saúde mental, entendida como (1):

> "Um estado de bem-estar em que o indivíduo está consciente das suas próprias capacidades, pode lidar com as tensões normais da vida, pode trabalhar produtiva e frutuosamente, e é capaz de dar uma contribuição para a sua comunidade". (1)

A OMS relata que a prevalência global de perturbações mentais está actualmente a aumentar, afectando a saúde das pessoas com consequências nas esferas social, económica e dos direitos humanos (2). Além disso, estima-se que 25% da população mundial terá um problema de saúde mental durante a sua vida; e há cerca de 450 milhões de pessoas que têm uma doença mental que afecta o seu desempenho profissional diário; (3) sendo as perturbações mentais e o uso de substâncias uma das principais causas de incapacidade a nível mundial. (4)

Na Europa, mais de 38% da população, o que equivale a mais de 164 milhões de pessoas, tem algum tipo de perturbação mental, representando 9% da população adulta espanhola. Na Galiza, mais de 30.000 pessoas têm um certificado de incapacidade devido a doença mental, sendo a segunda causa de incapacidade depois da incapacidade física. (5,6)

Em 2005, na Declaração de Helsínquia, foi reconhecido que a saúde mental e o bem-estar são fundamentais para uma boa qualidade de vida e produtividade na família e na comunidade, permitindo que as pessoas vivam a vida de uma forma significativa e possam exercer os seus direitos como cidadãos. Esta declaração estabelece um compromisso a nível europeu para transformar as políticas e serviços de saúde mental com vista a promover a inclusão social e a equidade, combatendo o estigma, a discriminação e a exclusão social em relação às pessoas com problemas de saúde mental (3). Esta situação de discriminação dificulta a sua participação na comunidade e o acesso aos recursos comunitários. (7)

Nos últimos anos, numerosos estudos têm analisado o estigma social das pessoas com doenças mentais. Considerando os progressos feitos na melhoria do tratamento e da qualidade de vida destas pessoas, parece incongruente no século XXI abordar o estigma ligado à doença mental. No entanto, o estigma que envolve esta população não parece ter diminuído, mas sim, em alguns contextos, é considerado como tendo aumentado (8).

1.1. Características e processo de estigmatização

Há diferentes teorias que têm estudado o estigma ao longo da história. Uma das mais actuais é a teoria da estigmatização proposta por Haghighat, na qual ele se refere ao estigma como o propósito da sociedade de catalogar as pessoas que são mais vulneráveis socialmente ou menos produtivas do que outras. Desta forma, a sociedade estabelece meios de classificar as pessoas, considerando como atributos indesejáveis aqueles que não coincidem com o estereótipo pré-estabelecico de como as pessoas devem estar dentro da "norma". (9)

Por outras palavras, o estigma é entendido como uma marca ou atributo que liga uma pessoa ou um grupo a uma série de características ou comportamentos, reais ou fictícios, que se desviam da norma e são, portanto, considerados indesejáveis (10).

Goffman divide estes atributos em três grupos: abominações do corpo tais como incapacidade física; defeitos de carácter individual tais como distúrbios mentais; ou estigmas tribais tais como raça, sexo, ou idade. (11)

Segundo os principais investigadores deste tipo de processo, o estigma manifesta-se em três aspectos diferentes: estereótipos, preconceitos e discriminação, iniciando o processo de estigmatização de pessoas a quem é atribuída uma característica desvalorizante. (10,12-14).

Os estereótipos são o conjunto de crenças, em grande parte erradas, que a maioria da população tem em relação a um determinado grupo de pessoas e que condicionam a percepção e valorização do grupo. No caso específico dos problemas de saúde mental, os estereótipos mais frequentes estão relacionados com perigosidade e violência, incompetência e incapacidade de realizar tarefas básicas da vida, dificuldade de relacionamento e falta de controlo, bem como um grau variável de atribuição de responsabilidade pelo que lhes acontece. Os estereótipos representam um problema de falta de conhecimento exacto por parte da população em geral. (10)

Estas crenças podem dar origem a preconceitos. Estas reflectem a disposição da população em geral de agir de forma habitualmente negativa em relação aos membros do grupo estereotipado, sem analisar se existe alguma razão para o justificar. Os problemas de saúde mental provocam reacções emocionais de medo, rejeição e desconfiança na população em geral, que responde isolando ou evitando as pessoas em causa. O preconceito representa um problema de atitudes negativas da população em geral. (10)

Finalmente, uma consequência particularmente negativa do preconceito é a discriminação, através da qual os membros de um grupo estereotipado são privados dos seus direitos. No caso de pessoas com problemas de saúde mental, isto manifesta-se em dificuldades no acesso ao trabalho ou habitação independente, limitações nas suas relações sociais e de casal, limitações na esfera social a outras pessoas do mesmo grupo, dificuldades no acesso aos serviços sociais, e dificuldades no acesso à informação e comunicação.

acesso aos sistemas de saúde e justiça, etc. A discriminação é um problema de comportamento negativo da população em geral. (10)

Embora o processo que leva da estigmatização à exclusão social seja mais complexo, esquematicamente pode ser compreendido da seguinte forma: as pessoas que têm atitudes estigmatizantes podem acabar por discriminar (intencionalmente ou não) pessoas com problemas de saúde mental; esta discriminação mina a igualdade de oportunidades da pessoa em questão e

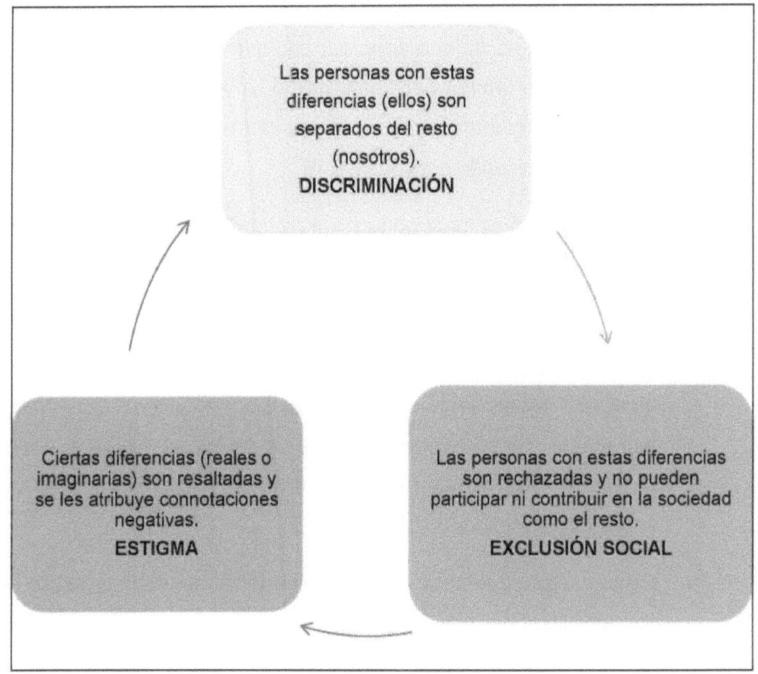

pode levar à exclusão social (Figura 1).

ILUSTRAÇÃO 1: PROCESSO DE ESTIGMATIZAÇÃO À EXCLUSÃO SOCIAL (ELABORAÇÃO PRÓPRIA)

1.2. Saúde mental e estigma

As pessoas com doenças mentais são um dos grupos mais estigmatizados da nossa sociedade, especialmente aqueles com um diagnóstico de "esquizofrenia", que são vistos pela sociedade como agressivos, estranhos, imprevisíveis, loucos, perigosos, irracionais, temerosos, etc. Tudo isto é causado pela falta de informação e ignorância sobre estas doenças (15).

Por esta razão, a pessoa com um diagnóstico de doença mental enfrenta uma dupla dificuldade no processo de recuperação. Por um lado, enfrenta os sintomas da própria doença mental e, por outro, os preconceitos e a discriminação que a sociedade adopta, dado que o estigma social é uma das consequências mais graves para este grupo. A literatura revista mostra que existe uma relação comum entre ter doenças mentais e encontrar-se numa situação de estigmatização e exclusão (16).

Assim, vários tipos de estigma podem ser distinguidos:

- Estigma antecipado: o processo de estigmatização leva as pessoas com perturbações mentais a adoptar um descrédito social, baseado em atitudes sociais negativas que se baseiam na tripla dimensão cognitiva, afectiva e comportamental, definindo-o como *estigma antecipado* (11). Isto afecta não só o indivíduo, mas também os amigos, a família e os profissionais da saúde mental, levando a uma diminuição do estatuto social na comunidade (17).

- Estigma *experimentado,* que é a experiência de discriminação efectiva ou restrições na participação da pessoa afectada que gera uma série de consequências objectivas, directas e indirectas que determinam diferentes tipos de discriminação em relação ao grupo social a estigmatizar (11).

Auto-estigmatização que é uma série de resultados subjectivos sobre os que sofrem, pois são os próprios estigmatizadores que internalizam as crenças sobre si próprios (18).

Apesar de mais de 20 anos de políticas estatais que promovem a inclusão e participação na comunidade de pessoas com perturbações mentais, estas continuam socialmente isoladas e excluídas de oportunidades, direitos e responsabilidades tais como trabalho, educação, apoio familiar e social, e uma vida activa na comunidade, encontrando-se numa situação de vulnerabilidade e exclusão social (19).

1.3. Meios de comunicação e estigma

Os meios de comunicação social reforçam o estigma, uma vez que a informação é por vezes tendenciosa e incorrecta, encorajando os estereótipos acima mencionados.

Uma das chaves para compreender a persistência de estereótipos associados a pessoas com problemas de saúde mental reside no papel dos meios de comunicação social. A imprensa, rádio e televisão são as principais fontes de conhecimento sobre saúde mental - estima-se que 90% da população recebe informação sobre saúde mental através dos meios de comunicação - e parece, com base nos resultados de vários estudos, que actuam como um reforço desta visão negativa na sociedade. (10)

Além disso, o seu tratamento de problemas de saúde mental é irrealista: 51% das vezes a saúde mental é discutida, está associada à violência. Muitos tendem a enfatizar o relato de acontecimentos invulgares, mas trágicos e sensacionais, envolvendo pessoas com problemas de saúde mental. Numa análise americana de 1.371 programas de televisão, concluiu-se que a violência e o castigo eram mostrados como inerentes e inescapáveis nos problemas de saúde mental. Os autores do estudo de Madrid concluem que "a utilização de termos relacionados com a saúde mental é abusiva, incorrecta e eticamente inaceitável". O tipo de termos utilizados e a forma como são usados para qualificar pessoas, situações e coisas, encoraja estereótipos negativos de perigosidade, imprevisibilidade e irresponsabilidade (...), o que ajuda consideravelmente a perpetuar o estigma social da doença mental". O mesmo estudo observou a utilização inadequada de termos relacionados com problemas de saúde mental utilizados para se referir a pessoas, situações ou coisas fora do domínio da saúde mental e sempre com conotações negativas. (10)

O trabalho de sensibilização dos meios de comunicação social é, portanto, visto como uma prioridade na luta contra o estigma. O seu papel é duplo. Por um lado, podem contribuir para perpetuar o estigma, mas, por outro, podem contribuir para a sua eliminação, denunciando cuidadosamente situações de injustiça vividas por pessoas com problemas de saúde mental e ajudando a mudar a percepção que o público tem delas. (10)

1.4. Terapia ocupacional e estigma

A Federação Mundial de Terapeutas Ocupacionais entende a Terapia Ocupacional (OT) como sendo:

> "Uma profissão de saúde centrada na pessoa preocupada com a promoção da saúde e bem-estar das pessoas através da profissão. O principal objectivo da Terapia Ocupacional é permitir que as pessoas participem nas actividades da vida diária. Os terapeutas ocupacionais conseguem este resultado trabalhando com pessoas para realizar as tarefas que optimizarão a sua capacidade de participar nas ocupações que desejam, necessitam, ou se espera que façam, ou modificando a ocupação ou o ambiente para melhor apoiar o seu envolvimento ocupacional". (Original em inglês - tradução própria) (20)

É necessário alargar esta definição, cujo núcleo é a prática centrada na pessoa, sem contemplar a prática social e comunitária de um modelo de formação e capacitação, que permita uma sociedade mais justa e inclusiva, desenvolvendo uma visão de justiça social e ocupacional. Surge assim uma nova concepção desta disciplina, sem esquecer a visão humanista e holística e a ocupação significativa como centro da intervenção (21):

> "A Terapia Ocupacional é a arte e a ciência, ao integrar filosofia humanista e holística com excelência científica e investigação, para permitir e capacitar as pessoas (grupos e comunidades) a desenvolverem um projecto de vida completo, a partir do desenvolvimento de ocupações significativas, que reforçam tanto a sua independência como a sua interdependência, trazendo sentido às suas vidas. O seu objectivo final é criar comunidades saudáveis, inclusivas e sustentáveis, onde cada pessoa possa desenvolver plenamente o seu potencial humano, experimentando bem-estar físico, psicológico e social; e participar como um cidadão pleno com respeito pelos direitos humanos". (21)

É importante que a Terapia Ocupacional actue a favor da criação de comunidades inclusivas, trabalhando para eliminar preconceitos e estigma social que afectam a socialização, inclusão e bem-estar das pessoas com perturbações mentais, encorajando-as a desenvolver um projecto de vida de acordo com as suas ocupações significativas. (22)

O estigma é um dos maiores problemas relacionados com a doença mental, que é moldado por uma certa valorização de uma população, o que leva a sentimentos, atitudes e acções negativas em relação a estas pessoas e, como sociedade, deve ser enfrentado, uma vez que muitas vezes é mais incapacitante do que a própria doença, especialmente quando se trata de aceder ao mercado de trabalho. (22)

As pessoas com problemas de saúde mental podem sofrer restrições na sua participação em ocupações significativas e na sua própria comunidade, bem como nos seus direitos humanos, sendo restringidas na sua cidadania por factores para além do controlo imediato da pessoa, o que é entendido como injustiça ocupacional. Este fenómeno é construído socialmente com base em valores culturais que geram a exclusão. (23,24)

2. Objectivos

O **objectivo geral** deste documento é explorar o estigma social ligado às pessoas com perturbações mentais.

Em resposta a este objectivo, foram estabelecidos os seguintes objectivos específicos:

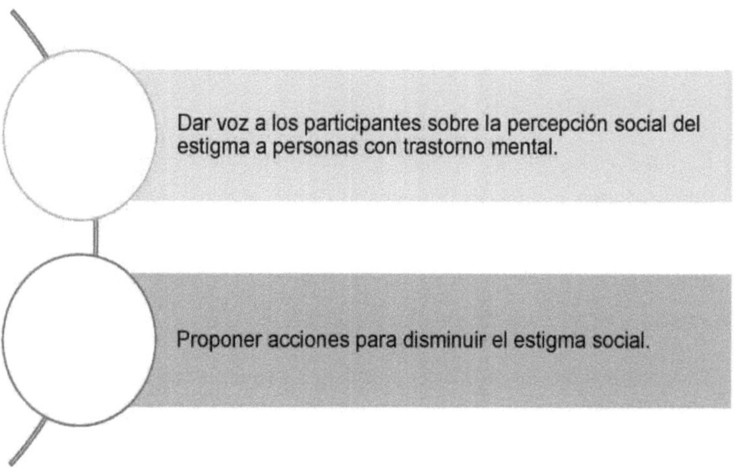

3. Metodologia

3.1 Tipo de estudo

Este trabalho de investigação é abordado de uma perspectiva qualitativa. Métodos qualitativos investigam fenómenos sociais, nos quais certos objectivos são perseguidos, dando importância ao conhecimento da realidade a partir da perspectiva co indivíduo ou da população, captando o significado particular atribuído a caca evento pelo próprio protagonista (25).

As abordagens qualitativas permitem uma abordagem do fenómeno através do contexto, língua, cultura e significado que os próprios actores atribuem aos factos em situações concretas, visando procurar explicações, sentimentos e percepções particulares. (25,26)

Dentro da investigação qualitativa, este trabalho está enquadrado na teoria crítica da hermenêutica, uma vez que permite uma interpretação dos problemas enfrentados pela sociedade contemporânea, salientando os aspectos não funcionais e os desequilíbrios e prevendo a sua evolução, bem como as mudanças e transformações que sofreu; aspirando a tornar-se uma força transformadora na sociedade, tendo em conta a dignidade do ser humano: tudo isto, através do acto hermenêutico que permite compreender e dar sentido ao que foi observado e ouvido, de forma a facilitar a sua compreensão. (27)

Os instrumentos qualitativos utilizados foram entrevistas semi-estruturadas (Anexo I), entendidas como um guia de questões e questões a serem abordadas na conversa, mas com a liberdade de introduzir outras de interesse para clarificar conceitos e obter a informação desejada (28).

3.2 Escopo do estudo

Este trabalho foi desenvolvido em colaboração com um centro cívico na
província de A Coruña, Galiza. Trata-se de uma instalação pública
sociocultural, localizada em diferentes bairros da cidade, onde se podem
encontrar pessoas de todas as idades. Por este motivo, foi escolhido para
desenvolver a investigação num centro cívico local.

3.3 Selecção dos participantes

A selecção dos participantes foi realizada por meio de amostragem
propositada e fundamentada, consistindo na selecção, por métodos não
aleatórios, de uma amostra com características semelhantes às da população
em estudo (29).

Para este fim, foram determinados diferentes critérios de inclusão e exclusão
(Quadro I):

TABELA I: CRITÉRIOS DE INCLUSÃO E EXCLUSÃO DE TRABALHADORES NÃO
PERTENCENTES À ÁREA DA SAÚDE
MENTAL (CENTRO CÍVICO)

Criterio de inclusión	Motivo
Ser mayor de 18 años.	Es la mayoría de edad considerada en España.
Criterio de exclusión	**Motivo**
No tener formación sobre salud mental.	Debido a que sesgaría los resultados de la investigación sobre la percepción del estigma.

Os participantes no estuco eram 15 pessoas provenientes do centro cívico de diferentes grupos etários.

Protecção contra o anonimato

A cada participante foi atribuído um código alfanumérico cuja correspondência com a pessoa é conhecida apenas pelo estudante.

3.4 Entrar no campo

A entrada no campo teve lugar em várias fases.

Antes de iniciar os trabalhos, foram realizadas várias reuniões com as pessoas que actuavam como guardiãs do centro, onde foi explicado o objecto do estudo:

- Foi realizada uma reunião com um dos trabalhadores da Câmara Municipal (terapeuta ocupacional), que nos pôs em contacto com a equipa administrativa do centro cívico.

- Posteriormente, foi combinado um encontro com a equipa administrativa do centro, a quem foram explicados a investigação e o procedimento de investigação.

Os profissionais do centro cívico serviram de elo de ligação com os participantes, que foram posteriormente contactados para explicar o objectivo e o processo de trabalho da investigação e para os convidar a participar na mesma.

3.5 Plano de trabalho

O plano de trabalho decorreu durante 11 meses, de Novembro de 2017 a
Setembro de 2018 (Quadro II).

QUADRO III: CALENDÁRIO

Fases de la investigación	Nov	Dic	Ene	Feb	Mar	Abr	May	Jun	Jul	Ago	Sep
Búsqueda y revisión bibliográfica		▓	▓	▓	▓	▓	▓	▓	▓	▓	▓
Entrada al campo			▓								
Selección de participantes					▓						
Recogida de datos (trabajo de campo)						▓	▓				
Análisis de datos (trabajo de campo)							▓	▓	▓		
Redacción del informe final							▓	▓	▓	▓	▓
Difusión											▓

3.6 Técnicas de recolha de dados

Entrevista semi-estruturada

Entrevistas semi-estruturadas são reuniões para discutir e trocar informações
entre o entrevistador e o entrevistado, através de perguntas e respostas,
alcançando comunicação e construção conjunta de significados relativamente
ao tema de estudo. (28)

O entrevistador tem um guia de perguntas e a liberdade de introduzir tópicos adicionais a fim de clarificar conceitos e obter mais informações sobre os temas desejados. (28) As entrevistas foram registadas e complementadas por um caderno de campo que serviu de apoio à observação, onde foram registadas as reflexões e impressões obtidas ao longo do estudo.

3.7 Análises dos resultados

Das informações qualitativas obtidas foram extraídas categorias de significado que explicam o fenómeno do estudo a partir da perspectiva dos participantes.

As transcrições das entrevistas e os dados recolhidos durante a observação dos participantes foram analisados, reflectindo também as notas do caderno de apontamentos de campo. O processo de codificação foi levado a cabo até se atingir a saturação teórica.

Esta análise foi levada a cabo em diferentes fases (30):

- Familiarização com os dados: transcrição da entrevista e dos grupos focais, leitura das entrevistas e do caderno de campo.

- Geração de códigos iniciais: codificação de citações interessantes de uma forma sistemática.

- Pesquisa de temas: agrupamento dos códigos dentro dos temas que estão relacionados com o fenómeno.

- Revisão dos tópicos: verificar se os tópicos estão relacionados com o *literalmente* utilizado.

- Definição e nome das categorias: geração das definições e características de cada categoria.

- Produção do relatório: selecção do *literalmente* exemplificando as categorias.

3.8 Considerações éticas

De acordo com os princípios éticos estabelecidos na Declaração de Helsínquia da WMA - Ethical Principles for Medical Research Involving Human Subjects (31) e na Declaração Universal sobre Bioética e Direitos Humanos (32), após a selecção dos participantes no estudo, estes foram informados sobre a natureza, objectivos e metodologia do estudo. Depois de terem compreendido e manifestado o seu interesse em participar na investigação, receberam a ficha de informação (Anexo II) e o Formulário de Consentimento Livre e Esclarecido (Anexo III) para ler e preencher. Isto incluiu a autorização da pessoa para participar na investigação e a autorização para registar e tirar fotografias durante as sessões.

Ao longo do estudo, todos os dados dos participantes foram tratados com a confidencialidade garantida pela legislação em vigor, Lei Orgânica 15/1999 de 13 de Dezembro sobre a Protecção de Dados Pessoais, com o objectivo de (33):

> "Garantir e proteger, no que respeita ao tratamento de dados pessoais, as liberdades públicas e os direitos fundamentais das pessoas singulares, e especialmente a sua honra e privacidade pessoal e familiar" (33).

Além disso, as normas de boas práticas na investigação com sujeitos humanos foram cumpridas: recolhem, sintetizam e adaptam as regulamentações internacionais e nacionais sobre ética na investigação com sujeitos humanos ao contexto galego. (34)

4. Resultados

A análise da informação recolhida, utilizando técnicas qualitativas, permitiu extrair uma série de categorias que tentam explicar o fenómeno em estudo.

Após as entrevistas, observou-se que havia respostas diferentes sobre a percepção do estigma, dependendo da faixa etária dos participantes. Por este motivo, para realizar a análise dos resultados, a amostra foi dividida em três grupos etários (5 pessoas cada). Os grupos populacionais são: pessoas entre os 18 e 25 anos, pessoas entre os 26 e 50 anos e pessoas com mais de 51 anos, todos eles utilizadores do centro de lazer.

Os resultados obtidos nas entrevistas serão apresentados com uma descrição baseada no *literal,* sob anonimato, identificando-as da seguinte forma: pessoas entre 18 e 25 anos (A), pessoas entre 26 e 50 anos (B) e pessoas com mais de 51 anos (C) seguidas de um número por ordem correlativa.

As categorias emergentes são: doença, preconceito, meios de comunicação social, inclusão social e problemas de comportamento.

Doença

Esta categoria reflecte as percepções expressas pelos participantes sobre a construção que dão à saúde mental com base num paradigma baseado na doença (35). A maioria dos inquiridos na faixa etária dos 18-25 anos considera uma pessoa com um distúrbio mental como uma pessoa doente.

> *"Uma pessoa com uma doença mental" (A1)*
>
> *"Uma pessoa que tem um problema mental (...)" (A2)*
>
> *"É uma pessoa que sofre de uma doença mental" (A4)*
>
> *"Uma pessoa que alucina, vê coisas, ouve coisas... está doente"(A5).*

Preconceito

Todos os entrevistados associam a "perturbação mental" a diferentes preconceitos criados em torno destas pessoas, o que dificulta a sua inclusão na sociedade e no mercado de trabalho (36).

"Ela é uma pessoa louca (...) ela é agressiva (...) imagino-a numa camisa de forças, numa sala branca acolchoada (...) eu associo as desordens à esquizofrenia, psicose..." (A1) (A1)

"Associo-o à esquizofrenia (...) uma pessoa agressiva que pode atravessar o fio e começar a partir coisas (...) a sua cabeça pode ir (...)" (A2).

"(...) pessoa potencialmente perigosa, que pode tornar-se muito violenta (■■■■)" (A3)

"(...) este louco, esquizofrénico (...) preso num manicómio, com uma camisa de forças (...) pode fazer-nos mal" (A4).

"(...) assusta-me muito (...), imagino-a a olhar para o infinito (...), os empregos fáceis são reservados para pessoas deficientes como eles (...) não penso que têm as mesmas capacidades (.)" (A5)

"Associo-os à esquizofrenia (...), quando têm ataques tornam-se agressivos , (...) se pararem o tratamento enlouquecem, (...) eu tentaria evitá-lo só para o caso de, por medo" (C1).

"Loucos, esquizofrénicos (...) não pensam, não têm opinião, fazem as suas próprias coisas e nada mais. (...) imagino-os em camisas de força para que não causem danos a nada ou a mais nada. ninguém" (C2)

"Os seus olhos saem das suas órbitas (...) não prestam atenção (...) podem ter uma vida normal , mas suspeito, (...) são perigosos e as crianças podem estar em perigo " (C3).

Imagino que estejam presos num asilo para que não sejam violentos (...), não falam nem cumprimentam (...)" (C4).

São loucos, gesticulam (...) não desistem e podem ter surtos e matar alguém"
(C5).
alguém" (C5)

Meios de comunicação

Todos os inquiridos reconheceram que a sua visão das pessoas com problemas de saúde mental deriva da informação recebida através dos meios de comunicação social, que reproduz atitudes sociais negativas em relação às pessoas com perturbações mentais graves (37).

"É a imagem que a sociedade nos apresenta através dos meios de comunicação social
" (A1).

"Porque foi isso que vi na televisão" (A2)

"Porque os casos que aparecem nos media são estes casos extremos de violência (...), penso que sou prejudicado pelos media
" (A3).

"Para cinema, televisão e séries (...)" (A4)

"(...) para filmes de terror" (A5)

"A imagem que nos é dada pelos meios de comunicação social é de pessoas que são
física e verbalmente agressivas
" (B1).

"A imagem que se vê nos meios de comunicação social é de pessoas "loucas"
que matam" (B2).

"Imagina-se uma pessoa em plena epidemia e agressiva porque é isso que

se vê

nos jornais" (B3).

"(...) talvez seja o que vejo na televisão" (B4)

"Os media só nos mostram estas pessoas quando fazem
algo errado, e isto é que nem todos os esquizofrénicos matam, ou seja, só
matam quando fazem
algo errado, ou seja, quando fazem algo errado, e isto não é tudo o que os
esquizofrénicos matam, ou seja, só matam quando fazem algo errado, e isto
não é tudo o que os esquizofrénicos matam.
1%?" (B5)

"Talvez os meios de comunicação social tenham algo a ver com a imagem
que tenho
destas pessoas" (C1).

"(...) por causa dos casos que ouço e vejo na televisão, jornais e rádio" (C2).

"(.) o que vi na televisão" (C3)

"Por causa dos anos que tenho e do que vi na televisão" (C4)

"Do que se vê nos filmes" (C5)

Inclusão social

Os entrevistados declararam que as pessoas com perturbações mentais têm problemas de inclusão social e que a sociedade contribui para estes problemas de inserção.

"(...) marginalizamo-los socialmente" (A1)

"Uma pessoa que não fala com ninguém, solitária, e não quer ser ajudada,
(...) não se relaciona". (A2)

"(...) uma pessoa que tem problemas e não consegue integrar-se na

sociedade, (...)

não está totalmente integrada na sociedade" (A3).

"Na sociedade há uma discriminação positiva (...) só fazemos algo quando
não há remédio, em vez de ajudar, nós pioramos a situação. (A4)

"Uma pessoa com falta de competências sociais, (.) são solitários,
não se relacionam, estão distantes" (A5).

"(...) pessoas isoladas com dificuldades em manter relações sociais"
(B1)

"(...) e não têm as mesmas oportunidades sociais" (B2)

"(...) e uma difícil adaptação ao ambiente, (...) a sociedade rejeita-os,
estigmatiza-os
" (B3).

"Ele é uma pessoa normal que tem problemas com a sociedade, (.) não lhes
damos
as mesmas oportunidades porque compreendemos que eles são um fardo"
(B4).

"Têm perturbações que são difíceis de compreender para a sociedade" (B5).

"(...) devido aos receios que temos em relação a eles, (...) a sociedade é
culpada por
eles não se relacionarem uns com os outros" (C1).

"Não sabem relacionar-se com as pessoas, são individualistas" (C2).

"Penso que a sociedade está contra estas pessoas" (C3).

"

(...) problemas na relação com os outros, (...) a sociedade está muito alterada
, não permitimos muitas coisas aos que estão bem, e aos que não estão, não

permitimos que muitas coisas lhes sejam feitas.

aqueles com problemas ainda piores" (C4)

"Ele é uma pessoa que não está integrada na sociedade, não se relaciona com os outros e não é um

solitário.

Problemas de comportamento

As pessoas entrevistadas identificam distúrbios mentais, especialmente esquizofrenia, com pessoas com problemas de comportamento. Como mencionado por Montano, Nieto e Mayorga, a esquizofrenia é uma perturbação psiquiátrica que prejudica significativamente o funcionamento do indivíduo que dela sofre, afectando a percepção, pensamento, afectividade e comportamento; da mesma forma, prejudica significativamente a interacção social e familiar, bem como várias funções neurológicas. (38)

"Pessoa que não está bem da cabeça e se comporta de forma estranha (...) especialmente esquizofrénicos, penso eu" (C1).

"(...) não governa bem mentalmente e comporta-se de uma forma estranha" (C2).

"Uma pessoa que não faz coisas normais, (...) alterações na forma como age , gesticula, não presta atenção. (C3)

> *"Esquizofrénicos com pessoas com personalidades e comportamentos*
> *diferentes...*
> *" (C4)*
>
> *"São pessoas que se comportam de forma estranha, fazem coisas*
> *estranhas..."*
> *(C5)*

Neste estudo, foram obtidas cinco categorias (quadro III): doença, problemas comportamentais, meios de comunicação social, preconceito e inclusão social. Como se pode ver, nos três grupos etários, duas delas são repetidas: os meios de comunicação social e a inclusão social.

QUADRO III: RELAÇÃO ENTRE CATEGORIAS E GRUPOS ETÁRIOS

Categorias

5. Discussão

Esta investigação foi desenvolvida a fim de explorar a percepção e o estigma que a sociedade tem das pessoas com problemas de saúde mental.

É importante desenvolver abordagens de investigação que realcem a voz dos contextos que rodeiam as pessoas com perturbações mentais a partir de abordagens qualitativas. Isto torna visíveis os processos e experiências que fornecem instrumentos para agir eficaz e holisticamente com estas pessoas que, como se reflecte na literatura, são frequentemente altamente medicalizadas e negligenciadas (39), numa situação de vulnerabilidade e em risco de exclusão social.

Há muitos estudos que abordam o estigma e as suas consequências no campo da saúde mental (11,18,40,41) que confirmam que o estigma sobre o distúrbio mental continua a ser o principal obstáculo para a inclusão igual destas pessoas na comunidade. **O desempenho profissional das pessoas com doenças mentais é alterado não só pelo próprio diagnóstico, mas também pela influência negativa que a sociedade tem sobre elas.** (42)

Os resultados desta investigação são consistentes com a revisão da literatura científica. Assim, Arnaiz conclui que o estigma é uma barreira ao desenvolvimento de serviços comunitários e à inclusão de pessoas com perturbações mentais. (43)

Os resultados de Feriman, Boisvert e Faust também coincidem com os desta investigação. Estes autores argumentam que a visão da perturbação mental é reforçada pelos meios de comunicação social, onde a informação distorce a realidade e fomenta um estereótipo de pessoas agressivas, desorganizadas e provocadoras de medo (44,45). (44,45)

As pessoas com distúrbios mentais são um dos grupos mais estigmatizados da nossa sociedade, especialmente aqueles com esquizofrenia, ligando-os a uma série de preconceitos sociais que determinam estas pessoas como agressivas, estranhas, imprevisíveis no seu comportamento, etc. (46). (46).

Do ponto de vista de todos os participantes nesta investigação, a população em geral tem uma grande falta de conhecimento sobre doenças mentais, o que faz com que gerem uma série de estereótipos. Esta falta de conhecimento é reforçada pelo tratamento dado nos meios de comunicação, considerando-os como factores predisponentes à estigmatização. Entre os estereótipos mais frequentes, salientam o da perigosidade ou da violência associada à perturbação mental. Na sua opinião, todos estes estereótipos gerados pelos media têm efeitos negativos que se manifestam em comportamentos como a rejeição, dificuldades em encontrar emprego e mal-entendidos. Cutcliffe e Hanningan relatam que os meios de comunicação social são uma das principais fontes de conhecimento sobre perturbações mentais à disposição do público, utilizando termos ou expressões incorrectamente e ajudando a perpetuar o estigma social (47). Wahl afirma que os meios de comunicação social mantêm estereótipos negativos sobre estas pessoas, informando incorrectamente e utilizando termos ofensivos (15).

Nem todas as doenças mentais são "rotuladas" da mesma forma, pelo que a sociedade mantém o estigma ligado a ter um distúrbio mental, mas diferencia, por exemplo, entre esquizofrenia e depressão. Putman expressa na avaliação ou desvalorização que a depressão recebe respostas mais positivas da sociedade, enquanto que a esquizofrenia tende a produzir mais reacções negativas da família, amigos e colegas de trabalho (48).

É importante salientar a importância de criar redes de apoio que proporcionem um sentido de ligação com outros e fomentem um sentido de pertença e inclusão social. Estas redes fomentam a construção de pontes, dando origem a espaços significativos de comunicação e empoderamento. (49)

Os indivíduos têm o direito de se envolverem numa série de ocupações que lhes permitam prosperar, desenvolver o seu potencial e experimentar a satisfação de uma forma consciente da sua cultura e crenças (31). As famílias, os profissionais e a sociedade consideram que as pessoas com perturbações mentais não são capazes de exercer o direito ao trabalho, à livre escolha do trabalho, e a condições de vida equitativas. (50)

6. Limitações e futuras linhas de investigação

Este estudo tem várias limitações que serão combatidas em futuras linhas de trabalho. Durante a investigação, os participantes perderam-se devido a problemas pessoais; além disso, pode haver dificuldades em extrapolar os resultados obtidos para outros contextos, pelo que foi feita uma descrição rica e profunda do processo e contexto da investigação, para que o leitor possa avaliar se os resultados são ou não extrapoláveis.

Este trabalho é um primeiro contacto que apresenta resultados promissores e interessantes para continuar com uma futura investigação nesta linha. Este trabalho centrar-se-á na necessidade de realizar sessões para favorecer a redução do estigma e promover a inclusão social das pessoas com doenças mentais, e não apenas entrevistas. Uma das acções futuras será realizar a investigação alargando a amostra de participantes, mesmo de áreas geográficas diferentes; aumentando o número de sessões, bem como a sua duração no tempo, o que favoreceria a generalização dos resultados noutros contextos da vida quotidiana dos participantes e da sociedade. Isto favorecerá a generalização dos resultados obtidos e verificará se as conclusões se mantêm.

Serão efectuados estudos quantitativos para triangular os resultados obtidos, tendo em conta variáveis como o sexo, idade, etc., a fim de alargar o nosso conhecimento sobre se estas variáveis podem estar a influenciar a estigmatização de pessoas com perturbações mentais. Também serão recolhidas informações sobre circunstâncias sociais e vitais, a fim de tentar relacioná-las com as suas emoções, sentimentos e pensamentos sobre estas pessoas e de poder avaliar até que ponto as boas ou más condições materiais e sociais, desde o início, são facilitadoras de uma maior estigmatização.

7. Conclusões

Os meios de comunicação social são o principal agente motivador da existência de preconceito e estigma, pelo que seria necessário mudar o discurso, evitando o sensacionalismo, e um compromisso social para mostrar a realidade. Seria interessante inverter esta situação e criar uma aliança com os meios de comunicação, encorajando o desenvolvimento de programas de educação e sensibilização através dos meios de comunicação, pois são o meio pelo qual podemos alcançar o maior número de pessoas. É necessário desenvolver estes programas de educação, informação e sensibilização da população (especialmente centrados nos jovens) sobre perturbações mentais, a fim de mitigar a discriminação social destas pessoas.

Existem diferenças na percepção das pessoas com perturbações mentais, dependendo dos três grupos etários definidos. Actualmente, a visão da sociedade varia de acordo com as experiências pessoais e a educação recebida sobre este assunto, uma vez que a informação que obtemos dos meios de comunicação está contaminada. Os membros do grupo A estão em formação e não têm experiência suficiente neste campo; o grupo B está a trabalhar e terminou os seus estudos e pode ter tido contacto com pessoas com perturbações mentais; e o grupo C tem esta visão porque não tiveram informação e educação adequadas sobre este assunto. Por estas razões, existem diferenças entre os grupos A e C e o grupo B. Por este motivo, considero essencial mudar a visão dos meios de comunicação social e o desenvolvimento de programas de sensibilização e educação para os jovens.

A partir da Terapia Ocupacional podemos trabalhar sobre isto a nível comunitário, com programas de integração, desenvolvimento de experiência pessoal, estratégias de mudança social, políticas de acção social contra o estigma, etc., utilizando a ocupação como instrumento.

Seria interessante trabalhar a um nível educacional, em programas de sensibilização onde as próprias pessoas com perturbações mentais são os protagonistas destes dias. Isto é importante porque temos de ter em conta que eles são os maiores especialistas neste assunto e que podem expressar melhor a sua realidade à população, contando as suas experiências, sentimentos e o que sentem sobre este estigma.

8. Bibliografia

1. Organização Mundial de Saúde. OMS. Saúde mental: um estado de bem-estar [Internet]. OMS. Organização Mundial da Saúde; 2013 [citado 2017 Mar 24]. Disponível em: http://www.who.int/features/factfiles/ mental_health/er/

2. Organização Mundial de Saúde. OMS. Perturbações mentais [Internet]. OMS. Organização Mundial da Saúde; 2016 [citado 2017 Mar 24]. Disponível em: http://www.who.int/mediacentre/factsheets/fs396/es/

3. Organização Mundial de Saúde Conferência Ministerial Europeia. Declaração de Saúde Mental para a Europa. Enfrentar os desafios, construir soluções. 2005;(Janeiro):6.

4. Organização Mundial de Saúde. OMS. 10 factos sobre a saúde mental [Internet]. OMS. [citado 2017 Mar 24]. Disponível em: http://www.who.int/features/factfiles/mental_health/mental_health_facts/ e n/

5. FEAFES. O que é doença mental? - Feafes Galicia [Internet]. [citado 24 de Março de 2017]. Disponível em: http://feafesgalicia.org/ES/ content/salud-mental

6. Ministério da Ciência e Inovação. Guia de practica clinica de intervenciones psicosociales en el trastorno mental grave [Internet]. Guias de practica clinica en el SNS / Ministerio de Sanidad y Politica Social; 2007-05. 2009. 107 p. Disponível em: http://www.guiasalud.es/GPC/ GPC_453_TMG_ICS_ICS_resum.pdf

7. Organização Mundial de Saúde. Plano de Acção de Saúde Mental 2013202020. Organização Mundial da Saúde [Internet]. 2013;54. Disponível a partir de:

http:ZZapps.whG.intZirisZbitstreamZ10665Z97488Z1Z9789243506029
_spa.pdf

8. Aretio Romero A. Um olhar social sobre o estigma da doença mental. Cuad Trab Soc. 2012;23:289-300.

9. Sabater Mateu M, Rigol Cuadra A. Estigma na saúde mental. Um desafio para o século XXI. Rev Rol Enf. 2007;30(11):736-48.

10. Catalunya T d'Entitats del TSS de. Estratégias para combater o estigma na saúde mental. Dossiers del Terc Sect. 2013;(26):1-18.

11. Brohan E, Slade M, Clement S, Thornicroft G. Experiências de estigma, preconceito e discriminação de doenças mentais: uma revisão das medidas. BMC Heal Serv Res. 2010;10:80.

12. Obra Social Caja Madrid [sítio web]. Madrid: Caja Madrid 2001. Estigma e doença mental. Análise das actividades de rejeição social e estigmatização sofridas pelas pessoas com doenças mentais. 2001.

13. Lopez M, Laviana M, Fernandez L, Lopez A, Rodriguez AM, Aparicio A. A luta contra o estigma e a discriminação na saúde mental: Uma estratégia complexa baseada na informação disponível. Rev la Asoc Espanola Neuropsiquiatria. 2008;28(1):43-83.

14. Mossing Caputo N. Narrative Procesing of Entertainment Media and Mental Illness Stigma: Health Communication. 2011;(26):596-604.

15. Ochoa S, Martinez F, Ribas M, Garcia-Franco M, Lopez E, Villellas R, Arenas O, Alvarez I, Cunyat C, Vilamala S, Autonell J, Lobo E HJ. Estudo qualitativo sobre a auto-percepção do estigma social em pessoas com esquizofrenia. Rev la Asoc Espanola Neuropsiquiatria. 2011;31(3).

16. Magallares Sanjuan A. O estigma das perturbações mentais: discriminação e exclusão social. Quad Psicol. 2011;13(2):7-17.

17.	Abdullah T BT. Estigma das doenças mentais e crenças, valores e normas etnoculturais: uma revisão integrativa. Clin Psychol Rev. 2011;31(6):934-48.

18.	Lopez M, Fernandez L, Laviana M, Aparicio A, Perdiguero D, Rodriguez A. Problemas de saúde mental e atitudes sociais na cidade de Sevilha. Resultados gerais do estudo "Saúde mental: imagens e realidades". Rev Asoc Esp Neuropsiq. 2010;30(106):219-48.

19.	Lloyd C, Waghorn G, Melhor M GS. Fiabilidade da medida composta de inclusão social para pessoas com deficiências psiquiátricas. Aust Occup Ther J. 2008;55:47-56.

20.	Federação Mundial de Terapeutas Ocupacionais. Definição de Terapia Ocupacional [Internet]. 2012 [citado 2017 Mar 24]. Disponível em: http://www.wfot.org/AboutUs/AboutOccupationalTherapy/DefinitionofOc cu pationalTherapy.aspx.

21.	Simo Algado S. Terapia Ocupacional a partir de um paradigma crítico. Rev. TOG. 2015;(7):25-40.

22.	Algado SS, Rodriguez OS. Saúde mental, estigma e ocupação. Oscar Sanchez: uma vida passada a aprender a construir bem estar. Rev electronica Ter Ocup Galicia, TOG. 2014;11(20):30.

23.	Wolf L, Ripat J, Davis E, Becker P, MacSwiggan J. Theory meets practice. Aplicação de um quadro de justiça ocupacional. Occup Ther Now	[Internet].	2010;12:15-8.	Disponível	em: http://search.ebscohost.com/login.aspx? direct=true&db=cin20&AN=2010 608390&site=ehost-live

24.	Whiteford GE. Deprivação e encarceramento ocupacional. J Ocupar Sci Aust. 1997;4(3):126-30.

25.	Ruiz Olabuenaga JI. Metodologia de la investigación cualitativa. Edição 5a.

Deusto U de, editor. Bilbao; 2012. 1-341 p.

26. Riveiro LN. Estudo sobre o impacto de um programa de envelhecimento activo utilizando ferramentas tecnológicas. Universidade da Coruña; 2015.

27. Gamboa R. O papel da teoria crítica na investigação educacional e qualitativa. Rev Electronica Dialogos Educ [Internet]. 2011 ;(21):48-64. Disponível em: http://www.umce.cl/~dialogos/n21_2011/gamboa.swf

28. Hernandez Sampieri R, Fernandez Collado C, Baptista Lucio M del P. Metodologia de investigação [Internet]. 5º. Hill MG, editor. Metodologia de investigação. 2010.   656 p. Disponível em: http://www.casadellibro.com/libro-metodologia-de-la-investigacion-5-ed- inclui-cd-rom/9786071502919/1960006

29. Casal J, Mateu E. Tipos de amostragem. Rev Epidemiol y Med Prev [Internet]. 2003;1(1):3-7. Disponível em: http://servicios.unach.mx/blogs/ vicente_castro/files/2012/08/Tipos_Muestr eo.pdf

30. Braun, V. e Clarke V. Usando a análise temática em psicologia. Qual Res Psychol [Internet]. 2006;3:77-101. Disponível em: http:// www.revistas.ucr.ac.cr/index.php/economicas/article/view/12730

31. Associação Médica Mundial. Declaração de Helsínquia da WMA - Princípios éticos para a investigação médica envolvendo sujeitos humanos. 2013. p. 1-9.

32. Organização das Nações Unidas para a Educação, Ciência e Cultura UNESCO. Declaração Universal sobre Bioética e Direitos Humanos. Registos da Conferência Geral, 33ª sessão. Volume 1. Resoluções. 2005. p. 80-6.

33. Governo de Espanha. Lei sobre a Protecção de Dados Pessoais.

2011 p. 1-21.

34. Amor Otero M, Arias Santos I.Gartia Mayor R GBlr-APJL. Normas de boa prática em investigação em seres humanos. Guia para o investigador. XUNTA DE GALICIA Conselleria de Sanidade Direccion xeral de Aseguramento e Planificacion Sanitaria Subdireccion xeral de Docencia e Investigation Sanitaria. 2007.

35. Ramalho R. Psiquiatria e Saúde Mental. An la Fac Ciencias Medicas [Internet]. 2009;XLII(15):55-8. Disponível em: http://revistascientificas.una.py/index.php/RP/article/view/228/159

36. Guzman S, Simo S. Construyendo proyectos de ida con persona supervivientes de enfermedad mental. Ter Ocup Galicia. 2014;11(Maio):1-25.

37. Lopez M. Media, estigma e discriminação na saúde mental. Elementos para uma estratégia razoável. Inf Psychiatr. 2007;10(83):793-9.

38. Montano L, Nieto T, Mayorga N. Schizophrenia e tratamentos psicológicos: Uma revisão teórica. Rev. Vanguard Psicologica Clinica Teorica y Practica [Internet]. 2013;4(1):86-107. Disponível em: https://dialnet.unirioja.es/servlet/articulo?codigo=4815165&info=resumen & idioma=SPA

39. de la Cuesta Benjumea C. Investigação qualitativa e Enfermagem em Saúde Mental. Enfermeria en salud Ment. 2007;3(6):1-13.

40. Mena Jimenez AL, Bono del Trigo A, Lopez Pardo A D del PD. Reflexiones en torno a la sensibilización de medios de comunicación sobre el estigma de la enfermedad mental. Rev la Asoc Espanola Neuropsiquiatria. 2010;108:579-611.

41. Sabater Mateu MP RCA. Estigma na saúde mental. Um desafio para o século XXI. Rev Rol Enf. 2007;30(11):736-48.

42. Beldie A, den Boer JA, Brain C, Constant E, Figueira ML, Filipcic I et al. Combate ao estigma das doenças mentais em países europeus de

médio porte. Soc Psychiatry Epidemiol psiquiátrico. 2012;47(1):1-38.

43. Arnaiz A UJ. Estigma e doença mental. Norte Salud Ment. 2006;(26):49-59.

44. Ferriman A. O estigma da esquizoprenia. Br J Med. 2000;24:281-3.

45. 8. Boisvert, CM,, Faust D. Efeitos da esquizofrenia do rótulo nas atribuições causais da violência. Touro esquizofrénico. 1999;25(3):479-91.

46. 9. Domenici P. Política de cuidados de saúde mental nos anos 90: discriminação na cobertura de cuidados de saúde de doentes mentais graves. J Clin Psychiatry. 1993;54:5-6.

47. Munoz M, Perez Santos E CM. Doenças mentais nos media: um estudo empírico na imprensa escrita, rádio e televisão. Clinica y Salud,. 2011;22(2):157-73.

48. Putman S. Mental Illness: título de diagnóstico ou termo depreciativo? Desenvolver um recurso de aprendizagem para utilização dentro de um centro de atendimento clínico. Uma revisão sistemática da literatura sobre atitudes em relação a doenças mentais. J Enfermeiras Psiquiatras de Saúde Mental. 2008;15:684-93.

49. Ruiz San Martin V. Apoio social na saúde mental: um estudo sobre a relação entre a percepção das pessoas com doenças mentais graves e prolongadas, das suas famílias e dos profissionais do trabalho social. Tese de Licenciatura Final. Valladolid; 2015. p. 1-79.

50. ORGANIZAÇÃO DAS NAÇÕES UNIDAS. Declaração Universal dos Direitos do Homem. 1948;(3):1-5.

Apêndice I: Entrevista semi-estruturada

<u>Data:</u>

<u>Código/pessoa:</u>

Antes de mais, gostaria de vos agradecer pela vossa participação neste trabalho. Em seguida, far-lhe-ei algumas perguntas para responder ao objectivo deste estudo. Note que se em qualquer altura não se sentir confortável com qualquer uma das perguntas, tem o direito de não responder. Finalmente, gostaria de salientar que toda a informação será mantida confidencial, mantendo sempre o seu anonimato e o das pessoas a quem se refere, eliminando todas as referências que o possam identificar.

Esta conversa será gravada tal como já o informei anteriormente.

1.   O que é para si uma pessoa com um distúrbio mental?

2.   Com o que é que associa a desordem mental?

3. Qual é a imagem a que a associa? ^Por que acha que tem esta imagem?

4. Pensa que uma pessoa com uma perturbação mental tem as mesmas oportunidades que você (educação, trabalho, sociedade, etc.)?

5. Pensa que se alguém próximo de si (família, amigos, colegas, etc.) fosse diagnosticado com um distúrbio mental, a sua relação mudaria?

6. Pensa que tem preconceitos em relação a pessoas com perturbações mentais?

Apêndice II: Ficha de informação

Título da investigação: "Estigma social e saúde mental".

O objectivo deste documento é fornecer-lhe informações detalhadas sobre o estudo de investigação no qual é convidado a participar e que será realizado com a sua colaboração completamente voluntária e anónima. Se decidir participar no estudo, receberá informações personalizadas do estudante durante o decurso do trabalho. Para tal, deverá ler e assinar este documento, bem como fazer todas as perguntas necessárias para a sua compreensão. Pode perguntar quaisquer detalhes aos responsáveis por esta investigação, consultar outras pessoas e levar o tempo que considerar necessário para tomar a sua decisão.

Durante o estudo, pode mudar de ideias e retirar-se ou dar o seu consentimento em qualquer altura sem ter de explicar isto a ninguém.

Finalidade do estudo

O objectivo desta investigação é compreender o estigma social ligado às pessoas com perturbações mentais.

Utilização da informação

Os resultados e dados deste estudo serão divulgados a profissionais, estudantes e participantes do estudo, sem transmissão de informação que possa levar à identificação destes últimos.

Confidencialidade dos dados

O tratamento, comunicação e transferência dos seus dados será efectuado em conformidade com as disposições da Lei Orgânica 15/1999, de 13 de Dezembro, sobre a protecção de dados pessoais. A qualquer momento, poderá aceder, corrigir ou cancelar os seus dados.

Nenhuma das pessoas envolvidas no estudo (estudante, director, colaboradores e participantes) receberá qualquer remuneração pela sua dedicação ao estudo.

Contacto

Se tiver quaisquer dúvidas ou perguntas sobre o conteúdo deste Consentimento, pode contactar-nos através

- Número de telefone de contacto:

- Email:

Muito obrigado pela vossa cooperação.

Apêndice III: Consentimento Informado

Título: "Estigma social e saúde mental".

I,, ..., com DNI: ....,

Li a ficha de informação dos participantes do estudo acima mencionado que me foi entregue, pude falar com a estudante e fazer todas as perguntas necessárias sobre o estudo para melhor compreender as suas condições e considero ter recebido informação suficiente sobre o estudo. Compreendo que a minha participação é voluntária e que posso retirar-me do estudo em qualquer altura sem qualquer explicação.

Concordo com a utilização dos meus dados nas condições detalhadas na ficha de informação do participante. Concordo livremente em participar no estudo.

Em relação a entrevistas e grupos focais, concordo em gravá-los, se for caso disso, a fim de facilitar o trabalho do praticante.

O participante,

Uma Coruna, no dia 202_ de 202_.

O investigador,

Uma Coruna, no dia 202_ de 202_.

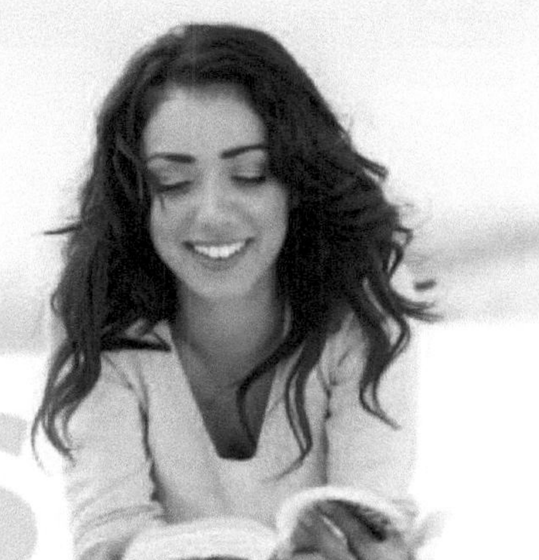

yes
I want morebooks!

Buy your books fast and straightforward online - at one of world's fastest growing online book stores! Environmentally sound due to Print-on-Demand technologies.

Buy your books online at
www.morebooks.shop

Compre os seus livros mais rápido e diretamente na internet, em uma das livrarias on-line com o maior crescimento no mundo! Produção que protege o meio ambiente através das tecnologias de impressão sob demanda.

Compre os seus livros on-line em
www.morebooks.shop

KS OmniScriptum Publishing
Brivibas gatve 197
LV-1039 Riga, Latvia
Telefax: +371 686 204 55

info@omniscriptum.com
www.omniscriptum.com

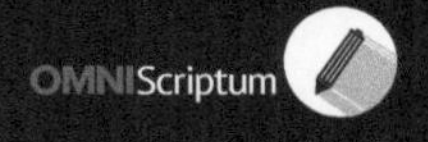

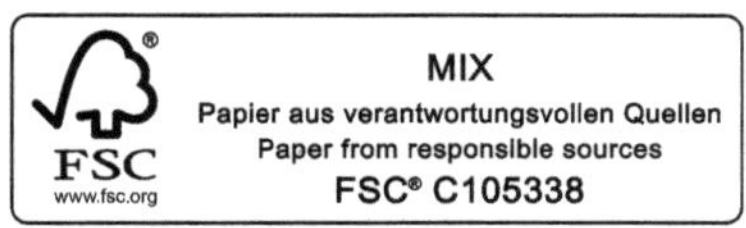

Printed by Books on Demand GmbH, Norderstedt / Germany